BEI GRIN MACHT SICH IHR WISSEN BEZAHLT

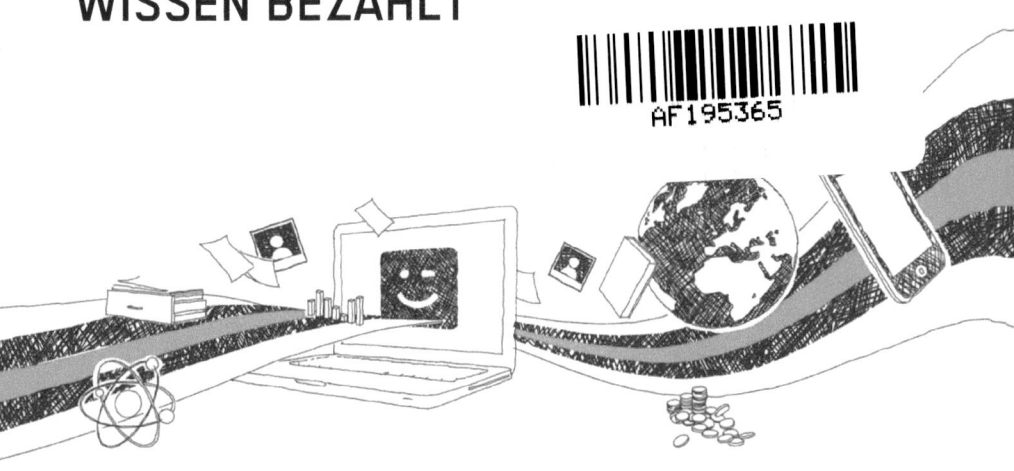

- Wir veröffentlichen Ihre Hausarbeit, Bachelor- und Masterarbeit

- Ihr eigenes eBook und Buch - weltweit in allen wichtigen Shops

- Verdienen Sie an jedem Verkauf

Jetzt bei www.GRIN.com hochladen und kostenlos publizieren

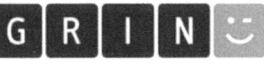

Thomas Hahn

Zirkonoxid - Restaurationen auf Implantaten

GRIN Verlag

Bibliografische Information der Deutschen Nationalbibliothek:

Die Deutsche Bibliothek verzeichnet diese Publikation in der Deutschen Nationalbibliografie; detaillierte bibliografische Daten sind im Internet über http://dnb.d-nb.de/ abrufbar.

Dieses Werk sowie alle darin enthaltenen einzelnen Beiträge und Abbildungen sind urheberrechtlich geschützt. Jede Verwertung, die nicht ausdrücklich vom Urheberrechtsschutz zugelassen ist, bedarf der vorherigen Zustimmung des Verlages. Das gilt insbesondere für Vervielfältigungen, Bearbeitungen, Übersetzungen, Mikroverfilmungen, Auswertungen durch Datenbanken und für die Einspeicherung und Verarbeitung in elektronische Systeme. Alle Rechte, auch die des auszugsweisen Nachdrucks, der fotomechanischen Wiedergabe (einschließlich Mikrokopie) sowie der Auswertung durch Datenbanken oder ähnliche Einrichtungen, vorbehalten.

Impressum:

Copyright © 2011 GRIN Verlag GmbH
Druck und Bindung: Books on Demand GmbH, Norderstedt Germany
ISBN: 978-3-656-19063-9

Dieses Buch bei GRIN:

http://www.grin.com/de/e-book/193092/zirkonoxid-restaurationen-auf-implantaten

GRIN - Your knowledge has value

Der GRIN Verlag publiziert seit 1998 wissenschaftliche Arbeiten von Studenten, Hochschullehrern und anderen Akademikern als eBook und gedrucktes Buch. Die Verlagswebsite www.grin.com ist die ideale Plattform zur Veröffentlichung von Hausarbeiten, Abschlussarbeiten, wissenschaftlichen Aufsätzen, Dissertationen und Fachbüchern.

Besuchen Sie uns im Internet:

http://www.grin.com/

http://www.facebook.com/grincom

http://www.twitter.com/grin_com

Zirkondioxid-Restaurationen auf Implantaten

Autor:
ZTM Thomas Hahn, M.Sc, M.Sc.

Inhaltsverzeichnis

- Vorwort
- Einleitung
- Planung und Vorgehensweise
- Herstellung der definitiven Versorgung
- Zusammenfassung und Schlussfolgerung

Vorwort

In den letzten Jahren haben die CAD/CAM-Systeme bei der Herstellung prothetischer Restaurationen deutlich an Bedeutung gewonnen. Die Automatisierung der Produktabläufe und die damit verbundene Kostendämpfung, trotz gleichbleibend hoher Produktqualität macht die Entwicklung der CAD/CAM-Systeme für die Zahnheilkunde interessant. Grundsätzlich können wir mit diesem System nach der optischen Vermessung der Ausgangsmodelle Inlays, Onlays, Veneers, Kronen, Brücken, Sowie Suprakonstuktionen aus verschiedensten Werkstoffen herstellen. Je nach metallspezifischen, materialspezifischen Eigenschaften für die jeweilige Restauration werden die Materialien ausgesucht.

Das von uns im Labor benutzte KaVo-Everest-System unterscheidet sich zu anderen CAD/CAM-Systemen darin, dass die Verarbeitung von sowohl Zirkoniumdioxidkeramiken im Agrarzustand als Weißlinge möglich ist, als auch die Verarbeitung von heißgepressten Blanks (HIPYCZPAG). Das Vermessungssystem von KaVo Everest erfasst die Modelle im topmenetioschen 3D-Verfahren. Ein monodisches Streifenmuster wird auf das Modell produziert. Das Streifenmuster auf der Metallmodelloberfläche wird von einer CC-Kamera aufgenommen. Durch Dreh- und Kippbewegungen des Modells wird der Messvorgang mehrfach wiederholt, um auch Hinterschneidungen zu erfassen. Die Präparationsgrenze als Kronenrand wird selbstständig automatisch erkannt. Die 5-achsige Fräsungsschleifmaschiene fertigt aus den verschiedensten industriell vorgefertigten Metall-, Materialblanks eine exakt passende Restauration.

Das CAD-Modul hat die Aufgabe, Fräsbahnen zu regenerieren. Die Berechnung der Werkstoffbahnen erfolgt durch den NC-Prozess, der die Bedienung, wie Verarbeitungswege, Werkstoffe, Vorschube, Zustellung berücksichtigt. Technisch bedeutet dies, ob nun Außenbahn Und die Innenbahn einer Krone oder ein komplett mehrgliedriger Zahnersatz gefertigt wird. Die Bewegung der Fräse erfolgt gleichzeitig durch mehrere Achsen. Bei der 5-achsigen Verarbeitung steht neben dem 3 Idealachsen noch 2 Rotationsachsen zur Verfügung, dadurch können auch Hinterschneidungen erarbeitet werden, somit kann die Außenform einer Vollkrone in nur einer Aussparung gefertigt werden, diese separate Arbeitszeit. Vorteil des 5-achsigen Fräsgerätes ist es, die optische Anstellung der Werkstoffe auf die zu verarbeitende Fläche. Hierdurch werden die Zersparnungsbedingungen verbessert, wodurch eine höhere Oberflächengüte und Passgenauigkeit der gefertigten Teile erreicht werden können.

Einleitung

Zirkoniumdioxid als Gerüstwerkstoff ist in der Prothetik heute eine Erfolgsgeschichte. Nachdem über Jahre mit verschiedenen Materialien und vor allem mit mäßigen Erfolg experimentiert worden ist, begründet sich der entscheidende Vorteil dieses Materials mit seiner sehr hohen Haltbarkeit und die Möglichkeit es einfach in jedem Labor verarbeiten zu können. Zirkoniumdioxid kann die die ästhetische Restauration auf Implantaten entscheidend verändern, denn es ist nach heutigen Erkenntnisstand das erste keramische Material im Gerüstbereich wirklich frakturstabil genug, um auch über lange Zeit und trotz Alterserscheinungen den Kaukräften im Mund stand halten zu können.

Dies ist bei implantatgetragenen Konstruktionen besonders wichtig, da hier wegen der fehlenden Dämmung des festintegrierten Implantats hohe Kaudruckspitzen auf das Material wirken können. Die offensichtlichen Vorteile von Zirkoniumdioxid im Bezug auf Biokompatiblität sind bekannt. Die Vorteile im Bezug auf die Abutmentebene sind hier nochmal speziell zu benennen:

a.) geringe Plaqueablagerung

b.) fast 0 Rezension

c.) keine Zahnfleischentzündungen

d.) hohes ästhetisches Potenzial

Die Zahnfleischmaske

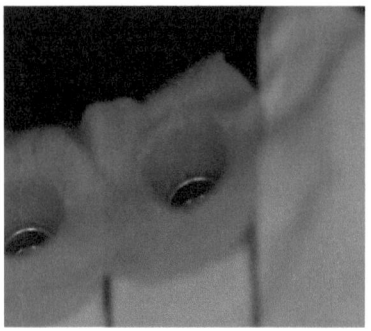

Die Weichgewebegestaltung ist eine der größten Herausforderungen des Zahntechnikers.

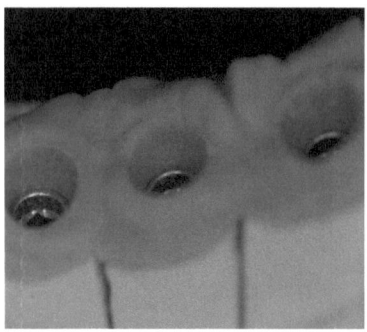

Teilaufnahme der Zahnfleischmaske. Die Zahnfleischmaske wurde aus dem Material „Gingifast Rigid" der Firma „Zhermack" gefertigt.

Die Zirkonaufbauten

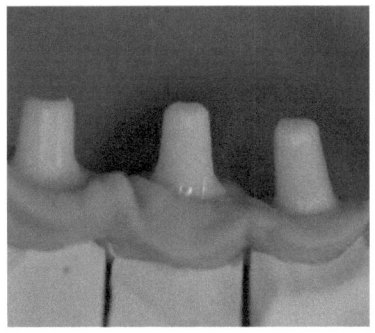

In der Implantatprothetik werden standardmäßig Titanaufbauen verwendet. Ihre Grenzen liegen in der fehlenden Transparenz und in der mangelnden Anpassungsfähigkeit an den individuell geschwungenen Zahnfleischverlauf. In sichtbaren Bereichen führt metallisches Durchscheinen in besondere bei Patienten mit hoher Lachlinie und schlechter Gingivaanatomie zu nicht befriedigenden Resultaten.

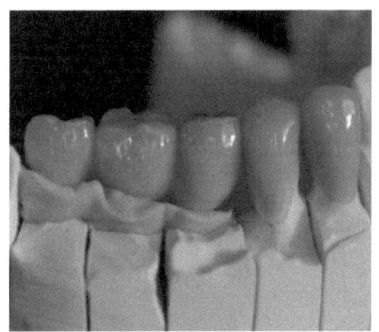

Mit Zirkonaufbauten geht man kein Kompromiss ein, wie hier im Bild gezeigt.

Das individuelle Emergence Profile

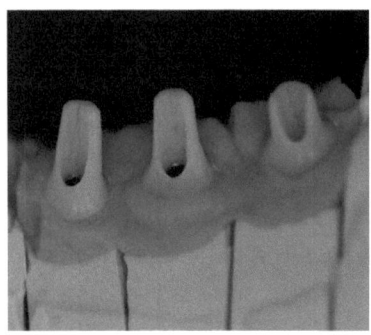

Die Zirkonaufbauten bestehen aus Hochleistungskeramik (Zirkoniumdioxid) und kommt ganz ohne Metallbasis aus. Sie ermöglichen vollkeramische Restaurationen auf Implantaten, die von natürlichen Zähnen kaum zu unterscheiden sind. Diese anatomisch geformten Aufbauten erlauben auch eine einfache Bearbeitung. Durch leichtes Umbrennen in das Gingivaprofil im „Emergence Profile" entsteht eine wunderbare Ästhetik.

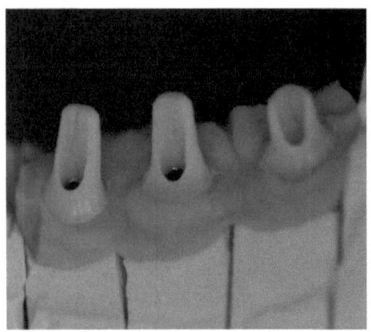

Das klinische Verhalten

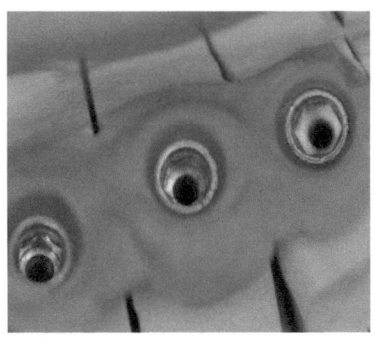

Ein besonderes Augenmerk liegt nach der Eingliederung einer prothetischen Arbeit auf dem Verhalten der Werkstoffe. Vornehmlich ist auf die Plaque- und Bakterienanhaftung zu achten. Zirkoniumdioxidkeramik ist jedoch auch hierbei vorbildlich. Die hervorragende Oberfläche von den Zirkonaufbauten begünstigt eine schnelle und bakterielldichte Anlagerung der Gingiva. Neuste Studien weißen auf, dass Keramikaufbauten eine deutlich reduzierte Plaque- und Bakterienattesion im Vergleich zu Titanaufbauten haben. Das Durchtrittsprofil wurde individuell mit Keramikmassen verbessert.

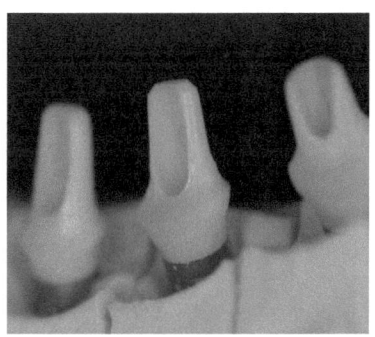

Die Vorteile von Zirkonaufbauten I

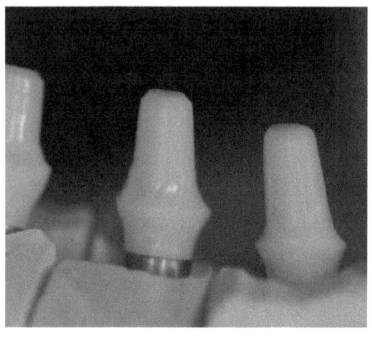

Die Vorteile von Zirkoniumdioxidaufbauten:

a.) gänzlich metallfreie Restaurationen, durch vollkeramische Kronenaufbauten

b.) reduzierte Plaqueanhaftung durch ideale Oberflächeneigenschaften von Zirkoniumdioxid

c.) biologische Sicherheit, durch klinisch erwiesene Biokompertiblität von Zikoniumdioxidkeramik

d.) Erhalt des periimplantierten Gewebe, durch bakteriendichte Anhaftung der Gingiva

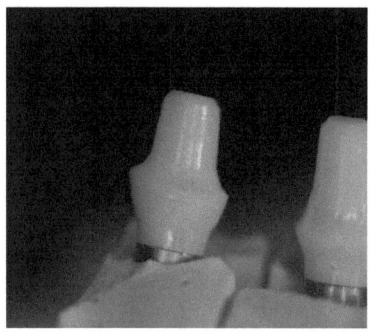

Die Vorteile von Zirkonaufbauten II

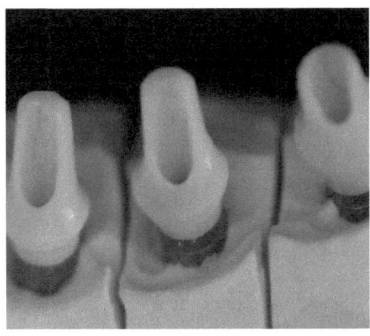

Die Vorteile von Zirkoniumdioxidaufbauten:

a.) höchste Baupräzision durch die mechanische Stabilität von Zirkoniumdioxidkeramik.

b.) ästhetisch perfekte Ausformung der Kronen, durch individualisierbare Aufbauten

c.) sicheres Beschleifen der Aufbauten, wassergekühlt, durch die Riss- und Bruchzähigkeit des Werkstoffes

d.) ausgezeichnetes, prothetisches langzeitergebnis, durch ernorm hohe Belastbarkeit.

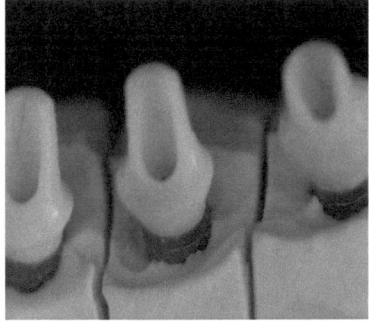

Die Übergangsbereiche

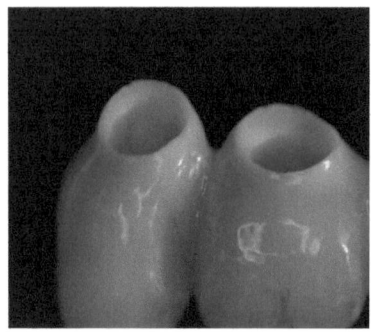

Besonders der schwierige Bereich der Randgestaltung wird durch die zahnähnliche Farbe und Gestaltung der Aufbauten sehr vereinfacht und der Natur angepasst.

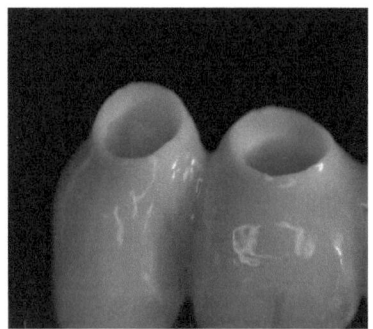

Hygiene im Vordergrund

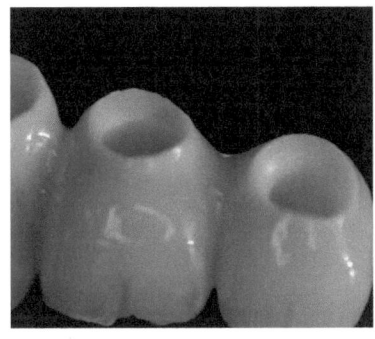

Auf Grund der durchweg vollkeramischen Versorgung ist die Anlagerung von Bakterien und Plaque sehr vermindert. Dies wird durch die individuelle Randgestaltung (äquigingival bis supragingival) fast zur Perfektion gebracht.

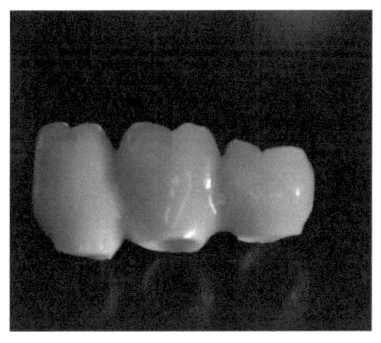

Die Zusammensetzung von Zirkondioxid ist leider das Geheimnis von „KaVo Everest".

Ästhetik und Funktion – ein Team

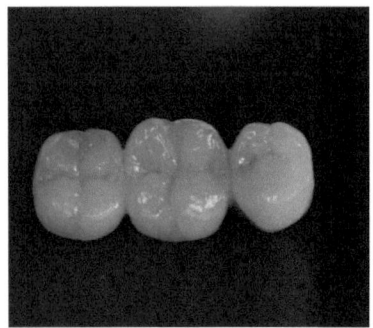

Ausgeformt, ästhetische Kauflächen nach dem Okklusionskonzept nach Professor Lückerath.

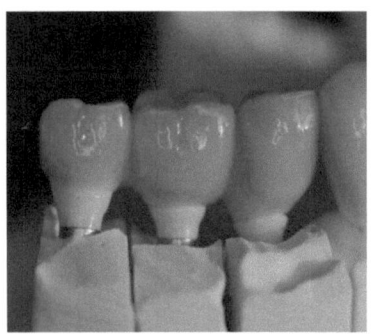

Exakte Passung der Zirkonkronen auf den Zirkonaufbauten.

Zirkon auf Zirkon

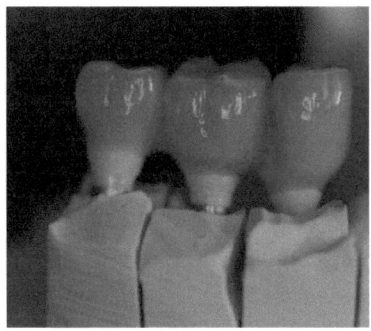

Die hier dargestellte Vorgehensweise verlangt eine hohe Passung der Zirkonkronen auf den Zirkonaufbauten. Es wird auf ein dazwischen kleben einer Galvanokappe verzichtet. Die Nachteile der Galvanokappe im Bereich der Gingiva sind dokumentiert und werden hier nicht aufgeführt. Die Passung muss auf dem Modell, sowie im Mund von dem Behandler gespürt werden. Die Brückenkonstruktion muss spannungsfrei in die Endposition gleiten.

Die Verblendung erfolgte mit Cercon Ceram Kiss.

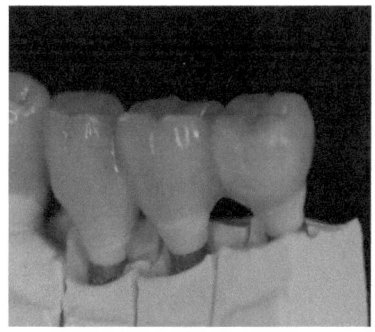

Zusammensetzung Cercon Ceram Kiss

Silikat-Glas mit den Hauptoxyden SiO_2, Al_2O_3, K_2O und Na_2O.

Okklusale Verhältnisse

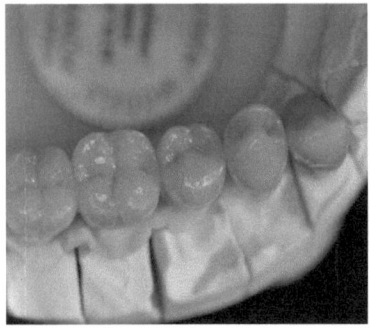

Die okklusale Gestaltung, sowie die Brückenglied- und Kronengestaltungen richten sich nach den Okklusionskonzept nach Professor Lückerath.

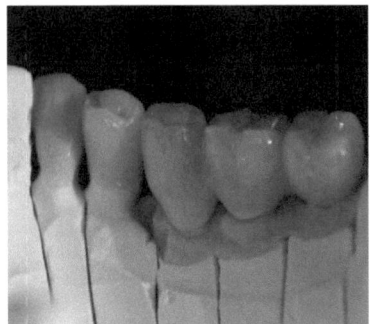

Die Fertigstellung

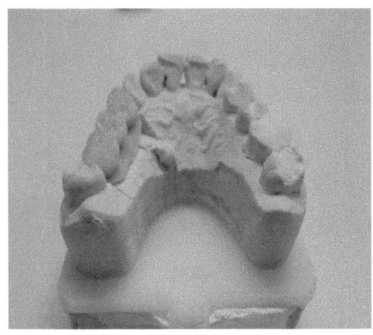

Die Bilder zeigen die fertiggestellte Zirkonoxidbrücke auf dem Meistermodell.

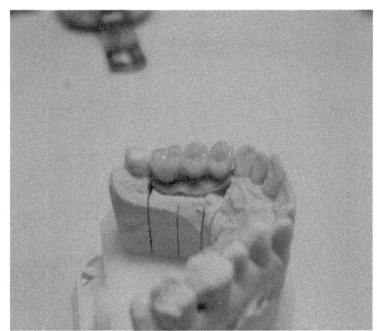

Schlusswort

In den letzten Jahren wurde die Keramik Zirkonoxid als Metallersatz aufgrund seiner ausgezeichneten physikalischen und biologischen Eigenschaften in die Zahnmedizin eingeführt. Zu den besonderen Charakteristiken zählt seine hohe Biegefestigkeit (900-1200 MPa), Härte (1200 Vichers) und seine hohe Risszähigkeit (12 Mpam) (Kappert 2003). Für die medizinische Applikation wird ein synthetisch hergestelltes, hochreines Zirkondioxid verwendet. Bei hohen Temperaturen zeigt das Zirkonoxid eine kubische Kristallgötterstruktur, welche sich beim Abkühlen unter 2370°C in eine tetragonale Phase umwandelt. Unter 1170°C wechselt die tetragonale Phase in die monokline Phase.

Der Wechsel von der Tetragonale in die monokline Phase ist mit einer Volumenexpansion des Materials von ungefähr drei bis fünf Prozent verbunden. Diese Expansion führt zu hohen internen Spannungen und zu spontaner Rissbildung im Material. Durch Zusatz von stabilisierenden Oxiden wie MgO, CaO oder Y_2O_3 kann die Volumenexpansion kontrolliert und das Zirkonoxid teilweise in der tetragonalen Phase bei Raumtemperatur stabilisiert werden. In Regionen mit Rissbildung bei yttriumstabilisiertem tetragonalem Zirkonoxid oder teilweise stabilisiertem Zirkonoxid-Polykristall findet aufgrund der internen Spannung eine lokale Transformation von der tetragonalen in die monokline Phase statt. Am Riss findet eine lokale Volumenausdehnung statt, welche der Rissausbreitung entgegen wirkt. Für die weitere Rissausbreitung sind nun höhere Kräfte, das heißt mehr Energie, notwendig. Dies ist der Grund für die größere Stabilität dieses keramischen Materials.

Die weiße Farbe und die biotechnische charakterisika von Zirkonoxid scheinen die Herstellung von qualitativ und ästhtisch hochwertigen Restaurationen zu erlauben. Darüber hinaus konnte dieses Material mit der Entwicklung dentaler CAD/CAM Systeme (Computer Aided Design / Computer-Aided-Manufactury) in die restaurative Zahnheilkunde für Kronen- und Brückengerüste eingeführt werden.

Impressionen I

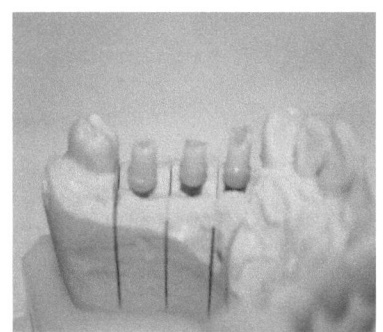
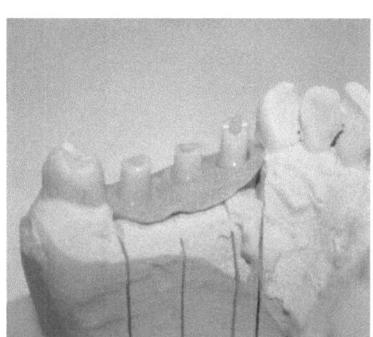
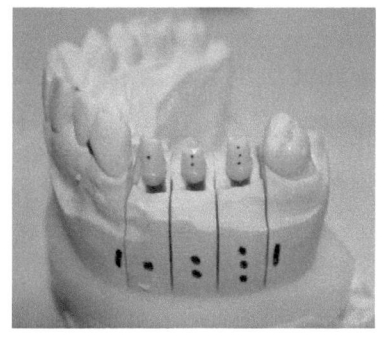
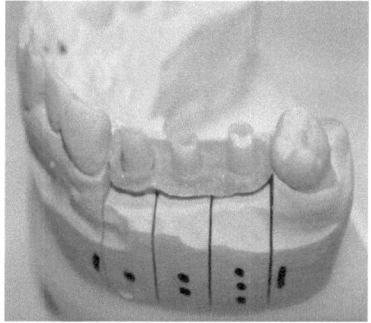

Impressionen II

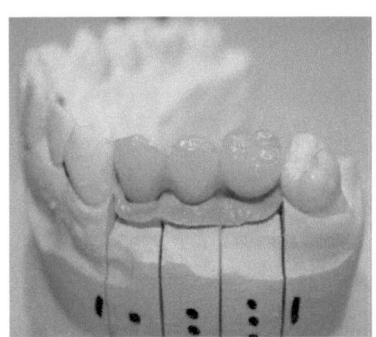
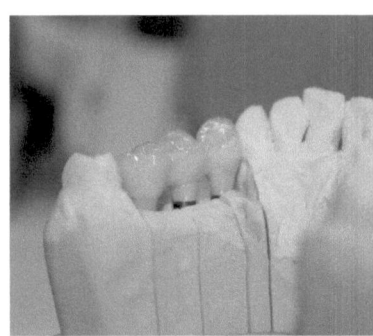
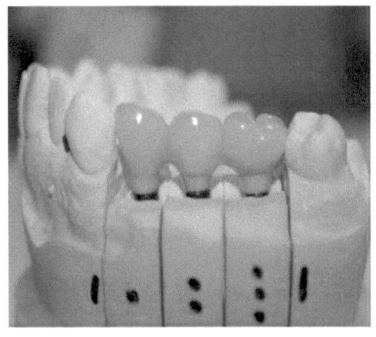
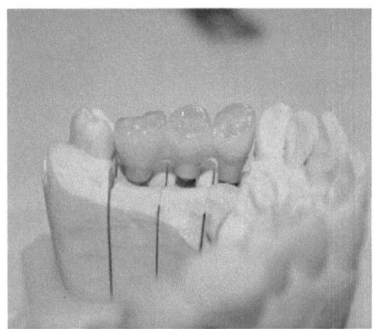